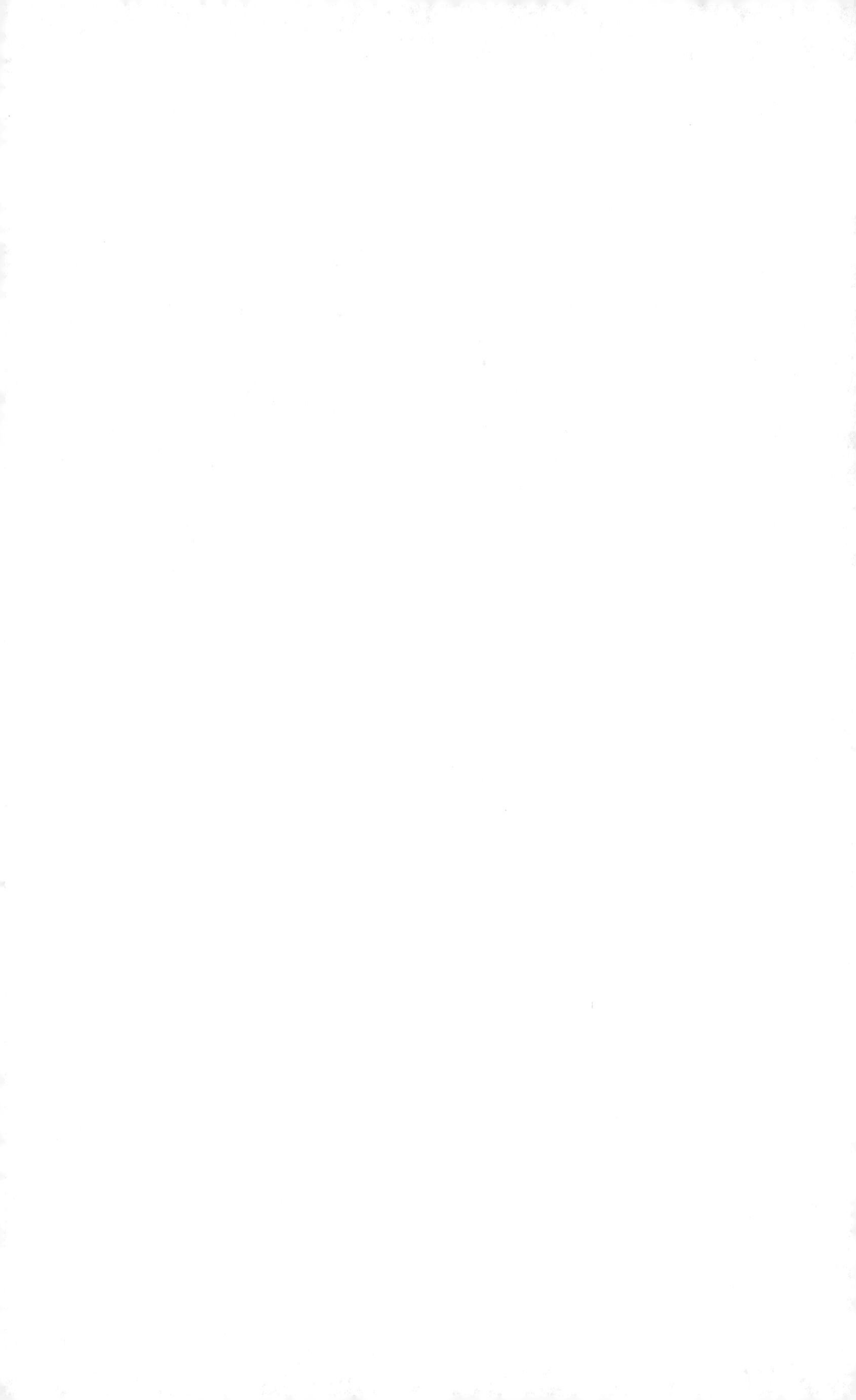

ÉTUDE MÉDICO-LÉGALE

SUR

L'INFANTICIDE ET L'AVORTEMENT

DANS L'EMPIRE CHINOIS

PAR

M. E. MARTIN

Médecin de la Légation de France à Pékin,
Membre de la Société d'anthropologie,
Chevalier de la Légion d'honneur, etc., etc.

PARIS

LIBRAIRIE DE G. MASSON

PLACE DE L'ÉCOLE-DE-MÉDECINE

1872

Extrait de la Gazette hebdomadaire de médecine et de chirurgie.

Paris. — Imprimerie de E. MARTINET, rue Mignon

ÉTUDE MÉDICO-LÉGALE

SUR

L'INFANTICIDE ET L'AVORTEMENT

DANS L'EMPIRE CHINOIS

Parmi les auteurs qui ont écrit sur la Chine, et le nombre en est considérable, il en est peu qui ne se soient plus ou moins arrêtés sur cette question de l'infanticide dans ce pays. Malgré cette richesse de documents, il est très-difficile de se former une opinion, car les assertions sont presque toujours exagérées en sens opposés, et les jugements conséquemment contradictoires.

Il n'est pas surprenant que les sinologues s'entendent peu sur les mœurs d'un pays qu'ils ne connaissent que par les relations de savants qui n'ont pu observer et informer qu'au milieu de grandes difficultés, et souvent au péril de leur vie. Aujourd'hui encore, bien que la Chine soit ouverte et que les voyageurs puissent la parcourir à peu près librement, ils reçoivent encore des impressions dont la diversité passe dans les opinions qu'ils transmettent.

Parmi les publications scientifiques dues au concours des savants européens de l'extrême Orient, il en est une qui témoigne de la divergence des sentiments sur cette question, en même temps qu'elle atteste son importance par l'autorité des écrivains qui lui consacrent leurs articles.

C'est ainsi que les NOTES AND QUERIES publiaient, il y a quelque temps, un travail posant les questions que nous traduisons succinctement :

« La pratique de l'infanticide est-elle dominante à ce point » qu'on s'y livre dans toutes les familles, sans distinction de » rang, ou bien est-elle limitée aux pauvres? Enfin, existe-t-elle » réellement ?

» Quelles sont les excitations ordinaires à ce crime ?

» Est-ce la répugnance pour les filles, la pauvreté, l'amour » du crime ou une coutume établie ?

» Jusqu'où est-elle tolérée par la loi ? »

Nous allons essayer de répondre à chacune de ces interrogations en mettant à profit les éléments qui, d'après nous, ne manquent pas pour la solution du problème historique et moral de l'infanticide.

Tout d'abord, nous posons l'existence de cette pratique comme une chose indéniable dont la démonstration sortira clairement de l'ensemble de notre travail.

Quelles en sont maintenant les proportions?

Il importe sans doute de se livrer à des recherches statistiques; mais outre que ce n'est là qu'un point secondaire, ces recherches n'aboutiraient qu'à des résultats incertains, puisque les éléments d'une telle statistique manquent absolument. Du reste, ce que nous cherchons à mettre en relief, c'est le sentiment moral de la nation à l'endroit de cette pratique et l'interprétation donnée par le Code lui-même.

Il convient d'abord d'écarter les exagérations de J. Barrow dans ses TRAVELS IN CHINA. Elles sont excusables, puisqu'elles flétrissent des actes dont il a été témoin ; mais enfin ce sont des exagérations. De même, l'horreur qu'exprime à ce sujet le très-honorable secrétaire de lord Macartney, légitime les commentaires auxquels l'entraîne son aimable philanthropie : « Ce crime, dit-il, *is tolerated by custom and encouraged by the government.* »

Il appuie davantage encore sur le mot *encouragé*. « Il est très-juste, ce mot, dit-il, car ce qui n'est pas défendu est permis. »

C'est là un paradoxe que nous ne critiquerons pas à cause de l'intention très-morale de l'auteur ; mais il commet une erreur manifeste, comme il y en a une au tome XXV des LETTRES ÉDIFIANTES, où il est dit que l'infanticide est toléré en Chine et qu'on n'en recherche pas les auteurs.

Il n'est pas juste, en effet, d'insinuer que le gouvernement encourage ; il faut même de temps en temps des efforts, lorsque l'endémie infanticide s'accroît trop.

Que la pratique ait existé de tout temps et existe encore, cela ne saurait être révoqué en doute, et ceux qui, emportés par leur optimisme, prétendent qu'elle est inconnue dans la capitale de l'empire, et que, si parfois un cas se présente, il est regardé comme un crime et puni par la loi, ceux-là, disons-nous, expriment une négation tout aussi fausse que l'affirmation opposée.

Ce qu'ils disent pour Pékin n'est pas plus vrai que pour le reste de l'empire, et particulièrement pour les provinces du sud, ainsi que nous le montrerons plus loin.

Voici ce que dit le Code chinois, et nous prenons le texte de la plus récente révision. A la section CCCXIX du Ta-tsing-leu-lée, nous lisons :

« Un parent qui châtie un enfant de telle sorte que mort » s'ensuive, aura cent coups. Si la mort est immédiate, il a » soixante coups et un an d'exil. »

Peut-être objectera-t-on qu'il ne s'agit pas ici d'infanticide, car châtiment implique répression, et l'infanticide est le meurtre d'êtres irresponsables, conséquemment irrépréhensibles. Il est notoire que la loi chinoise donne d'immenses pouvoirs aux parents, puisque la coutume va jusqu'à consacrer le sacrifice d'un enfant comme un droit ; mais d'après nous, l'article précité, s'il condamne ce droit à propos d'enfants irresponsables par leur âge, réprouve, *à fortiori*, l'infanticide proprement dit : en un mot, c'est l'esprit et non la lettre de la loi qu'il faut prendre et faire servir de base à la discussion.

Du reste, le célèbre traducteur du Code chinois, Staunton, en a jugé ainsi, et il ne manque pas de faire suivre sa traduction d'un commentaire où il emploie l'expression d'infanticide ; mais seulement, fidèle à ses principes d'admiration pour les Chinois, il ajoute qu'il ne faut pas donner cette pratique comme une preuve de cruauté, puisqu'elle ne se rencontre que dans les classes pauvres. Nous ne voulons pas atténuer la valeur de cette circonstance, qui cependant n'est pas absolument vraie ; mais, nous replaçant vis-à-vis la loi pure et simple, que faut-il inférer de cette peine édictée contre l'infanticide ?

Quand on veut soumettre la législation d'un peuple à un critérium sérieux, il ne suffit pas de considérer tel délit isolément et de chercher ensuite la relation qui existe entre lui et le degré qu'il occupe dans l'échelle de la criminalité : ce qu'on doit faire, c'est envisager le tempérament général de la législlation et les bases fondamentales sur lesquelles elle a été édifiée.

Or, quels sont les principes sur lesquels repose cette législation? Une rigueur excessive : l'emploi de la torture pour forcer les aveux, la peine capitale presque à chaque délit ou crime. Sans doute la torture est actuellement très-mitigée, si on la compare à ce qu'elle était autrefois; sans doute aussi la peine de mort est plus souvent édictée qu'exécutée, et le souverain n'use qu'avec une modération relative du cercle rouge dont doit être entouré le nom de tout coupable qui ne trouve pas grâce devant sa clémence; mais si l'on compare la sévérité de l'article précité à la rigueur générale de la législation, on arrivera à cette conclusion, que les cent coups de bambou et l'année d'exil sont la preuve que le législateur n'a pas été très-ébranlé quand il a dû appliquer une peine à un forfait que les nations civilisées, bien qu'elles ne le connaissent que trop, mettent au rang des plus abominables. Car le Code pénal français, par l'article 302, le punit de la mort. Le sentiment national chinois est donc satisfait de cette pénalité; aussi, dès à présent, avons-nous acquis ces deux points : 1° l'infanticide a sa place dans le code; 2° il y est considéré comme une faute simple.

Maintenant, comment la loi est-elle appliquée ?

Montesquieu a écrit que ce ne sont pas les lois d'un peuple qui doivent le faire apprécier, mais la manière dont il les observe. Prenant pour point de départ cette proposition de Montesquieu, nous pourrions nous livrer à l'étude des rapports qui existent entre les théories morales et philosophiques de la Chine et ses pratiques sociales considérées dans le temps présent, et il nous serait facile de montrer quelle distance les sépare : mais tenons-nous-en à notre sujet. L'infanticide est-il recherché et puni ? Au tome XXIX des LETTRES ÉDIFIANTES, le P. d'Entrecolles cite un édit de l'empereur défendant de noyer les enfants; de peine, il n'en est pas fait mention; l'édit se contente de donner quelques conseils d'une moralité très-saine, mais insuffisante comme sanction. Il existe un autre édit de l'empereur Kien-Long (1773), où cette pratique est dénoncée comme une *mauvaise habitude*, déférée aux tribunaux, qui statueront comme dans le cas de meurtre d'enfants ou petits enfants. L'empereur Kien-Long, instruit des ravages de cette funeste habitude, avait cru devoir en réprimer au moins les abus; mais il faut l'avouer, malgré l'excellente intention du souverain, cet édit était conçu en termes trop vagues pour permettre aux magistrats des jugements suffisamment répressifs.

Toujours est-il que la coutume persista, si bien qu'en décembre 1868, le vice-roi du Kwantung fut forcé d'adresser une proclamation provinciale où il rappelle l'édit précité; car le mal avait atteint des proportions considérables. Ainsi, le n° 6 du vol. 3 contient un article relatant, à la date de mars 1869, la fréquence excessive de ce crime, dans les environs d'Amoy et dans les principaux centres de la province. L'auteur ajoute qu'ayant souvent questionné les parents, ceux-ci lui ont toujours répondu qu'ils n'y voyaient aucun mal.

Dans le rapport des délégués de la chambre de commerce de Shanghaï (1868), il est dit qu'au Kouit-Chou l'infanticide existe dans de larges proportions non-seulement chez les pauvres, mais encore chez les gens riches. Cette remarque s'applique également à la province de Set-Chuen.

Est-il vrai que Pékin, comme on l'a dit, possède le privilége de ne pas voir ce crime, si souvent observé par les jésuites, qui ont pourtant cherché à l'atténuer en faisant remarquer, très-justement d'ailleurs, qu'on ne doit pas confondre les cas d'infanticide avec l'abandon d'enfants mort-nés pour lesquels les parents ne peuvent faire les frais d'inhumation ?

De nos jours même, on a faussement interprété le sens d'une institution dont parle le P. Huc ; le tombereau qu'il décrit et que nous avons pu voir circuler dans les rues de Pékin n'a nullement pour mission de recueillir les victimes d'un crime. Le P. d'Entrecolles, au tome XXXI des Lettres édifiantes, nous affirme qu'il existe à Pékin (1725) un temple où l'on apporte les enfants exposés, pour de là les conduire à l'hôpital, qui se charge de leur sépulture.

Nous irons plus loin ; et, en nous plaçant en présence de la distinction légale entre l'infanticide par omission et celui par commission, nous admettrons que ce dernier est fort rare.

Mais que dire de l'autre ?

Sans discuter les chiffres de sir J. Barrow et d'autres écrivains, nous avancerons ceci : que l'infanticide existe à Pékin, que la police ne s'en préoccupe nullement, que la chronique judiciaire de la Gazette impériale ne l'enregistre pas, que l'opinion publique ne s'en émeut jamais, que ceux qui le savent n'y prennent point garde, et que les étrangers, fort peu mêlés à la société indigène, ne s'en aperçoivent pas.

Mais il y a un établissement qui, quoique récent, connaît à peu près toute la vérité sur ce point. L'orphelinat des sœurs de Saint-Vincent de Paul, établi depuis quelques années à Pékin, peut entendre chaque jour la note lugubre du paupérisme et de la misère dans la capitale du Céleste-Empire ; il peut montrer les preuves de l'existence du crime dont nous cherchons à établir la triste réalité.

M. Med'hurst (*China, its state*, 1838, p. 43) s'exprime ainsi : L'infanticide est plutôt le résultat de la misère que d'une passion mauvaise. Il se rapporte à des considérations économiques, car il est plus commun là où la misère est la plus grande, notamment dans le Sud plus que dans le Nord. »

Ellis dit qu'il ne l'a pas constaté personnellement.

De Guignes émet la même opinion ; Bridgmann et Gutzlaff en ont été témoins et admettent sa réalité. Ce dernier compte que sur 1000 cas il y en a 999 se rapportant à des filles ; il ajoute que la population est telle que cette pratique ne saurait l'entraver.

Le savant abbé David, dans son itinéraire de Pékin à Sartchi, raconte qu'il a vu à Suen-Hoa-Fou une jolie petite fille de douze ans attachée à un arbre, afin qu'elle pût mourir de faim et être dévorée par les loups. Son crime était d'être devenue aveugle et d'être trop à la charge de ses parents. Assurément, c'est un exemple de monstruosité ; d'autre part, de tels faits ne sont malheureusement pas impossibles à signaler chez les nations européennes ; mais la réprobation et la pénalité qui les frappent sont tout autres qu'en Chine, où ils restent impunis.

Des considérations qui précèdent et de la critique des opinions et des faits exposés dans ce travail, nous concluons :

1° L'infanticide existe en Chine ;

2° Le sentiment national ne le place pas au rang des crimes ;

3° La législation n'édicte qu'un châtiment léger, équivalent à celui des plus simples délits ; tandis qu'elle établit avec soin la hiérarchie des crimes, elle ne consacre à ce délit qu'un article succinct, très-implicite et privé de commentaires et clauses ;

4° Le meurtre des filles est plus fréquent, parce qu'on les regarde comme incapables de subvenir aux nécessités des parents dans leur vieillesse et leurs infirmités ;

5° On ne peut inférer que ce soit l'amour du mal qui pousse à ce crime ; la misère en est le mobile ordinaire, elle-même appuyée par la superstition, qui consiste à admettre qu'en vertu de la transmigration des âmes, l'enfant voué à la misère ici-bas ne peut qu'être heureux de regagner au plus vite le monde des ténèbres ;

6° Lorsqu'on interroge un Chinois de la classe des lettrés, il est difficile de surprendre ce que recèle le fond de sa conscience. Sa sensibilité s'éveille ; il proteste, mais non avec cet accent de réprobation qui est celui d'une âme vraiment élevée. Il proteste, en un mot, dans la mesure des droits que lui donne une législation en harmonie avec le sentiment non originel, mais au moins acquis d'une nation qui, dans l'ordre des grandes passions, a visiblement rétrogradé, comme elle semble vouloir, dans l'ordre des grandes idées, se condamner à une éternelle immobilité.

Ainsi, la réalité de l'infanticide, le degré qu'il occupe dans l'échelle de la criminalité, la signification morale qui lui est attribuée, expliquent ce jugement sévère d'un des écrivains de notre temps : « La Chine est une humanité inférieure. »

Cette étude de l'infanticide en Chine a pour but d'éclairer le problème historique et moral de cette pratique si diversement interprétée par les auteurs. Quant aux autres points que soulève le côté médico-légal de ce problème, nous avons jugé superflu d'entrer dans des considérations qui n'eussent abouti qu'à une solution négative.

Comment, en effet, les conditions constitutives de l'infanticide et les diverses questions posées par la présomption de ce crime, pourraient-elles être l'objet d'une discussion raisonnée, puisque nous démontrions que la législation chinoise ne considère cette pratique que comme un simple délit, à en juger par la pénalité dont elle le frappe ?

En effet, toutes ces questions supposent une théorie jurisprudentielle supérieure correspondante à une morale élevée : or, l'une étant le corollaire de l'autre, il nous a suffi de démontrer que, la morale chinoise étendant le pouvoir des parents jusqu'au sacrifice des nouveau-nés, c'est-à-dire d'êtres irresponsables, il était tout logique, tout naturel que les rigueurs de la loi s'arrêtassent devant l'usage de ce pouvoir.

Nous pourrions discuter sur ce droit de vie et de mort que la loi et la morale chinoise confèrent aux parents sur leurs enfants, afin d'assigner à ce droit ses limites véritables et de prévenir toute exagération dans l'interprétation.

Il est incontestable que le fait existe. Mais est-ce bien l'usage d'un droit ? Nous avons rapporté le texte de la section CCXIX, où il est dit qu'un parent qui châtie un enfant jusqu'à ce que mort s'ensuive, recevra 100 coups, et que si la mort est immédiate, il aura 60 coups et un an d'exil. Nous avons inféré de là que l'infanticide, c'est-à-dire le meurtre d'un être irresponsable, tombe *à fortiori* sous le coup de la loi.

Mais quel est le véritable esprit du code chinois? Selon nous, il implique que la législation entend s'opposer à un acte arbitraire, tout en consacrant le droit des parents de châtier leurs enfants lorsqu'ils le jugent nécessaire : en un mot, le chef de famille est investi d'une sorte de magistrature sur les siens, à condition qu'il se conformera à la justice ; car la piété filiale est une des bases fondamentales de l'organisation sociale. Il est vrai de dire que ce droit à la piété filiale comporte de regrettables restrictions, car s'il exalte le privilége du père, il avilit la dignité de la mère qui, elle, n'y peut prétendre. Voici quelques exemples de cette justice paternelle :

A Cen-Houan-Fou, dans la partie septentrionale du Theli, une fille séduite met au monde un enfant qu'elle tue aussitôt; ses parents la saisissent et l'enterrent toute vive. Le P. F....., lazariste, témoin du fait, interroge les parents, qui lui répondent ceci :

« Ce n'est pas le meurtre de son enfant qui la rend coupable à nos yeux, nous l'aurions commis nous-mêmes, mais la séduction à laquelle elle a succombé nous a déshonorés, et voilà pourquoi nous l'avons tuée. »

Le magistrat du lieu ne s'en occupa pas davantage.

En 1868, à Shang Haï, un père se présente devant l'un des mandarins du Pé-Yamen. Il amène avec lui son fils âgé d'environ quinze ans, et déjà abruti par l'usage de la fumée d'opium; conseils, menaces, tout avait été mis en œuvre pour le soustraire à cette funeste habitude ; tout avait échoué, et le père venait réclamer l'aide de l'autorité : « Je préfère, disait-il, le savoir mort que le voir persévérer dans une voie qui le conduira peut-être à quelque crime. »

Le mandarin lui répondit que, devant de telles considérations, il lui reconnaissait absolument le droit de disposer de la vie de ce mauvais fils.

Ces exemples assignent assez nettement les limites qu'il convient de reconnaître à ce droit des parents sur la vie de leurs enfants, et prouvent même que l'usage de ce droit, s'il venait à être une source d'arbitraire, tomberait sous le coup de la pénalité prescrite par l'article ci-dessus mentionné. Cette interprétation nous paraît ressortir encore de la section XXXV des lois pénales, où il est dit qu'un père qui frappe un étranger qu'il croit être son fils, jouit du bénéfice accordé au père de châtier son propre enfant. La section CCLXXV dit aussi : « Toute personne qui vend ses enfants ou grands-enfants sans leur consentement aura 80 coups. »

Nous ferons remarquer que ce droit du père de famille exerçant une pleine autorité sur ses enfants n'est pas une conception absolument chinoise. Le principe est aryan ; mais les conséquences que le peuple jaune en a tirées lui appartiennent en propre et l'ont graduellement conduit jusqu'à la tolérance pour la pratique de l'infanticide.

Abordons maintenant un sujet qui présente tant de points de contact avec l'infanticide que c'est à peine si la morale l'en distingue. Il fut même un temps où nos jurisconsultes, nos philosophes, discutaient la question de savoir si l'avortement et l'infanticide devaient ou non être identifiés. Mais, de nos jours, quelque droit qu'ait la morale supérieure à revendiquer cette assimilation, leur séparation reste consacrée, et l'article 317 du Code pénal français punit l'avortement de la réclusion pure et simple ; il comprend en outre dans la même pénalité ceux qui ont procuré les breuvages abortifs. Cette distinction est rendue plus sensible encore par le bénéfice dont le crime de l'avortement jouit, et qui consiste en ce qu'on ne lui applique pas le principe d'identité entre la tentative et la perpétration. Quels sont maintenant les éléments de la solution du problème qui nous occupe ? Nous ferons remarquer que si les sinologues s'accordent peu sur l'infanticide, il n'en est pas de même de l'avortement, dont personne, que nous sachions, ne s'est encore occupé jusqu'ici. C'est qu'en effet, il s'agit d'une de ces pratiques occultes sortant de l'observation habituelle, et nécessitant un genre d'information entouré de mille difficultés chez un peuple qui répugne extraordinairement à s'épancher vis-à-vis des étrangers. C'est donc sur un terrain nouveau que nous nous trouvons ; aussi essayerons-nous de rassembler le plus grand nombre de témoignages afin de donner à nos conclusions un caractère suffisant de crédibilité. En compulsant les lois criminelles, nous n'avons pu rien découvrir se rapportant à cette pratique ; nos recherches ont porté sur la plus récente révision traduite par Bridgmann. Il n'en est pas fait mention dans celles qui ont paru successivement depuis la publication du texte de Cang-Hi, ni dans les appendices et édits impériaux qui les accompagnent. Donc, de ce côté, c'est un fait acquis, la législation chinoise est muette sur cette pratique. Consultons maintenant le Si-Yuen-Lu : c'est le traité de jurisprudence médicale et de toxicologie qui doit être considéré comme ce que la Bibliographie médicale sinique ren ferme de moins mauvais. Or, à la page 32 du livre Ier, dernière édition, on trouve le passage suivant :

« Si l'on présume qu'il s'agit d'un avortement criminel, l'expert (toujours une femme) doit déterminer l'âge de la grossesse, la forme du produit, et noter avec soin tous ces détails sur un registre ; voir s'il s'agit bien d'un fœtus ou simplement d'un caillot sanguin qui, à la longue, s'est décomposé et a donné naissance à un produit fétide.

» Voici le tableau des formes qu'affecte le fœtus aux diverses époques de la vie intra-utérine :

» 1° A un mois, il ressemble à une goutte d'eau ;

» 2° A deux mois, il a l'aspect d'un pêcher en fleur ;

» 3° A trois mois, son sexe peut être distingué ;

» 4° A quatre mois, il a la forme humaine ;

» 5° A cinq mois, les os et les jointures commencent à se montrer ;

» 6° A six mois, les cheveux ont atteint un certain développement ;

» 7° A sept mois, la main droite remue à gauche du sein maternel, si c'est un garçon ;

» 8° A huit mois, la main gauche remue à droite de la mère, si c'est une fille ;

» 9° A neuf mois, le palper abdominal constate qu'il s'est produit trois révolutions dans la position du fœtus ;

» 10° A dix mois, l'enfant est arrivé à terme.

» Lorsqu'il y a un amas de sang et de matière fétide à l'orifice de l'utérus, on doit déterminer si la mort résulte de la non-expulsion d'un fœtus pour une cause quelconque, ou si elle a été causée par des drogues abortives pour un but criminel. L'officier commis à l'instruction du cas devra s'informer de toutes les circonstances qui ont environné la perpétration du crime. Il existe une méthode d'investigation qui consiste à prendre un stylet d'argent (servant à retenir la coiffure des femmes), on l'introduit par la vulve ; s'il se ternit, il y a présomption d'avortement, sinon l'on a affaire à une fausse couche naturelle. Cependant il convient de ne pas être trop confiant dans ce moyen.

» Souvent, l'avortement par lui-même peut entraîner la mort par l'ébranlement qu'il imprime à l'organisme : dans ce cas, le poison ne saurait être invoqué comme cause. En un mot, il est indispensable de ne procéder qu'avec la plus extrême prudence et de ne se prononcer qu'après un mûr et circonspect examen. »

Voilà [illegible] très claire

ment question de l'avortement. Quant aux lumières qu'il fournit pour éclairer la justice, c'est autre chose. Mais nous devons reconnaître que les auteurs de l'ouvrage ne se sont nullement dissimulé la difficulté des expertises médico-légales, et qu'ils insistent sur la réserve à apporter dans les inductions. Pour le moment, constatons que la théorie admet la distinction entre l'avortement naturel et celui qui est la suite de breuvages abortifs dans un but criminel.

Si le Si-Huen-Lu n'a pas force de loi dans toute l'acception du mot, il est certain qu'il possède une grande notoriété parmi les Chinois ; tous les magistrats le consultent ou sont censé le consulter lorsqu'ils ont besoin de renseignements utiles à leurs recherches. Nous pouvons donc poser que l'avortement provoqué n'est pas une pratique abandonnée à elle-même, et que les témoignages et preuves juridiques en sont recherchés. Telle est du moins, nous le répétons, la théorie jurisprudentielle.

Il s'agit maintenant d'en établir la signification morale et d'en fixer la valeur criminelle. Ici commence à s'ouvrir le champ de l'hypothèse : car, pour être éclairé sur ce point, il faut recourir aux renseignements oraux dont la diversité vous laisse le plus souvent dans l'incertitude. Quant aux annales judiciaires, leur publicité est si irrégulière et si fantaisiste qu'elles ne jettent aucune lumière sur ce point.

Dans la plupart des grands centres de l'Empire, notamment à Pékin, les voyageurs peuvent remarquer l'innombrable quantité de petites affiches qui tapissent les murailles des principales rues, et, quand ils interrogent leurs compatriotes versés dans la connaissance de la langue chinoise, ils apprennent qu'elles contiennent souvent des indications de breuvages « infaillibles pour provoquer l'issue difficile du flux menstruel », manière adroite, comme on peut voir, de désigner des drogues abortives et de solliciter les appétits criminels : comme, d'autre part, la police ne semble pas s'occuper de ces annonces, on est en droit d'en conclure qu'il existe une entière liberté pour la vente de produits qui, en Europe, sont généralement l'objet de la plus active surveillance.

De cette conclusion à la tolérance pour l'avortement, il n'y a qu'une faible distance : néanmoins il ne faut pas trop se hâter de la franchir : qu'on pousse plus avant la recherche et l'on arrivera à trouver que ces annonces cachent un procédé assez singulier et bien propre à donner une haute idée de l'astuce des mœurs policières de la Chine.

La mention de drogues abortives et les adresses clairement

indiquées des débitants droguistes, ne sont pas chose contestable : mais aussitôt que la personne en quête du remède se présente chez le vendeur, celui-ci, fort adroitement, arrive à savoir le domicile et le nom de sa naïve cliente : après quoi il lui délivre la criminelle drogue.

Chaque officine a son secret : le nombre en est considérable. Les drogues abortives les plus employées, à Pékin, sont le *Pediculus bovis* séché, réduit en poudre et appliqué sur le col utérin, et une espèce de sangsue séchée, pulvérisée et placée au même lieu. Rarement on a recours aux opérations pratiquées à l'aide d'instruments.

Ainsi donc, la cliente est en possession du spécifique abortif, et dès lors et du même coup, le commerce et la justice sont satisfaits ; car le mandarin du quartier est aussitôt prévenu et s'enquiert de la situation réelle de la personne dénoncée. Mais dans quel but ?

Ce n'est pas, ainsi qu'on pourrait le croire, de l'avortement que s'occupe le magistrat, mais seulement des conditions dans lesquelles il a été accompli et des causes qui l'ont sollicité. En effet, la grossesse peut être le fait de relations illicites, d'un adultère, crime que la loi chinoise punit de la peine capitale : il peut encore s'agir d'une fille qui a échappé à la surveillance de ses parents ou bien qui a été victime de violences. Dans ces cas encore la justice a pour mission de protéger l'honneur du foyer domestique. Mais s'il est question d'une femme mariée, qui, devenue grosse du fait de son époux, cherche à se débarrasser d'une grossesse qui l'incommode, la justice s'arrête et ne va pas plus loin.

A ne considérer qu'en eux-mêmes ces faits dont nous affirmons l'exactitude, on voit que l'avortement n'existe pas à l'état de pratique libre ; puis en allant au fond des choses, on aperçoit clairement que la loi ne vise pas l'acte criminel, mais les faits extrinsèques, indirects, qui l'ont fait surgir ; en un mot, si l'adultère et l'avortement se superposent et s'aggravent l'un par l'autre dans la plupart des codes européens, il n'en est pas de même en Chine, où l'adultère seul est frappé. L'opinion publique accorde-t-elle à l'avortement la même indulgence ? Ce point est difficile à élucider ; les livres de philosophie morale, si abondants, sont tous muets sur ce sujet.

L'histoire nous montre les peuples de l'antiquité plus ou moins adonnés à cette pratique : il ne semble pas que les Grecs en aient abusé. Cependant, Platon, dans un dialogue qui a pour titre *Théatète*, nous donne la preuve que les sages-femmes s'y livraient : Théatète, l'interlocuteur de Socrate, s'étonne et s'indigne. L'histoire nous apprend encore qu'à Rome l'avortement avait fini par devenir d'un usage habituel, à ce point qu'on avait édicté contre lui des châtiments sévères.

Dans ses sentences, Julius Paulus fait la citation suivante :

« Qui abortionis poculum dant, et si dolo non faciant, tamen » quia mali exempli res est, humiliores ad Metallum (travaux » des Mines), honestiores in insulam, relegantur. Quod si, eo » poculo mulier aut homo perierit, summo supplicio affi- » ciuntur. »

Juvénal, Plaute et presque tous les poëtes satiriques de Rome ne manquent jamais de flétrir énergiquement ces crimes et ces exemples monstrueux qui avaient envahi jusqu'au palais des Empereurs.

En Chine, rien de semblable, nulle intervention de la loi, nulle protestation de l'opinion publique ; la pratique suit son cours en pleine liberté, à moins qu'elle ne cache un crime dont la loi l'isole pour atteindre spécialement ce crime, comme nous l'avons fait ressortir.

Si l'on s'entretient de ce sujet avec les Chinois, ils nient la fréquence ou l'existence même du fait, suivant leur sincérité ou leur amour-propre. Mais l'observateur étranger, placé entre ces protestations timides ou mensongères, et l'existence, la fréquence et l'impunité acquise à cette pratique, est forcé de conclure qu'elle reste libre entre la morale qui ne la repousse que bien mollement et la législation qui ne l'atteint pas.

Paris. — Imprimerie de E. Martinet, rue Mignon, 2.

www.ingramcontent.com/pod-product-compliance
Lightning Source LLC
LaVergne TN
LVHW012027170826
845678LV00004BA/1657

* 9 7 8 2 3 2 9 6 2 6 5 2 9 *